DISSERTATION

SUR

L'OPÉRATION CÉSARIENNE;

ET

LA SECTION DE LA SYMPHYSE DES PUBIS;

PAR H. ANSIAUX FILS,

Docteur en Chirurgie de l'École de Paris, Chirurgien en chef des hospices civils de Liége, Professeur d'Anatomie, Inspecteur de salubrité publique, Secrétaire du Comité des Sciences physique et médicale de la Société d'Emulation établie en la même ville, Membre correspondant de la Société des Sciences physiques et naturelles de Paris, de la Société de Médecine de Toulouse, de celle d'Orléans, etc.

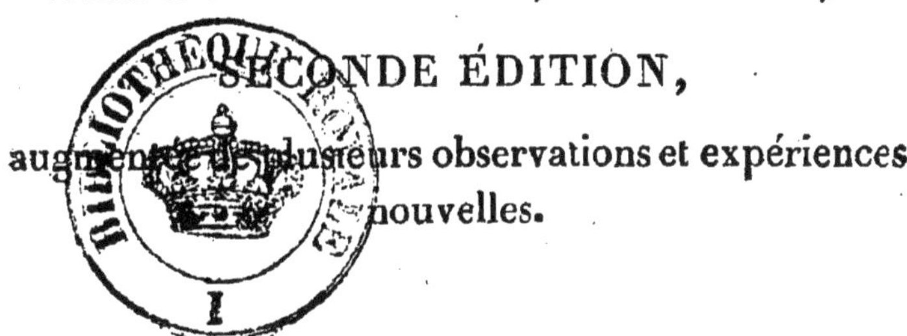

SECONDE ÉDITION,

augmentée de plusieurs observations et expériences nouvelles.

A PARIS,

Chez GABON, Libraire, rue de l'École de Médecine, n° 2.

1811.

DE L'IMPRIMERIE DE FEUGUERAY,
rue Pierre-Sarrazin, nº. 11.

A MON PÈRE,

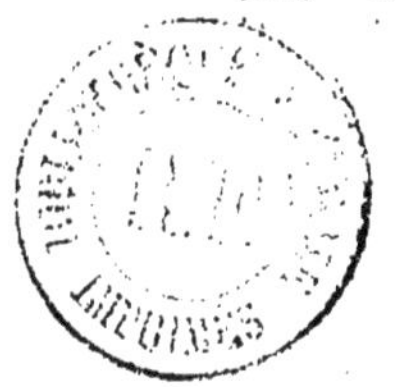

Comme un gage de mon respect et de ma gratitude.

H. ANSIAUX.

INTRODUCTION.

Lorsque je fis paroître, en l'an xii (1803), la première édition de cet ouvrage, je n'avois d'autre dessein que celui de remplir une formalité exigée par la loi pour obtenir le titre de docteur ; c'étoit un simple essai que j'offrois sur une matière qui avoit été quelquefois le sujet de mes réflexions.

J'avois tenté plusieurs expériences ; je m'étois livré à des recherches dont les résultats me sembloient présenter de l'intérêt ; je croyois enfin pouvoir ajouter quelque chose à ce qu'on avoit écrit sur une question importante.

Des hommes éclairés ont daigné accueillir mon travail ; des auteurs distingués ont bien voulu le citer avantageusement.

Encouragé par leurs suffrages, j'en publie aujourd'hui une seconde édition ; on y trouvera les observations que j'ai pu recueillir depuis la première, et de nouvelles expériences que j'ai faites avec la plus scrupuleuse attention.

Beaucoup de discussions se sont élevées sur la section de la symphyse, sans qu'on ait encore déterminé d'une manière positive jusqu'à quel point peuvent s'étendre les avantages qu'elle présente. « Cependant, dit un savant, le moment paroît » être enfin venu de discuter avec impartialité cette importante question » (*). En effet, nous possédons maintenant un assez grand nombre de faits pour apprécier le degré de confiance qu'on doit accorder à cette opération.

Je n'ai point prétendu offrir ici tous les détails dont ce sujet est susceptible ; je me suis contenté de rapporter les observations principales, et j'en ai tiré quelques conséquences pour la pratique. Mon but est rempli, si j'ai pu estimer à sa juste valeur cette intéressante découverte.

(*) *Considérations sur l'Opération de la Symphyse*, par Thouret; Mémoires de la Société médicale d'Emulation, t. III.

DE
L'OPÉRATION CÉSARIENNE
ET
DE LA SECTION DE LA SYMPHYSE.

Le cas le plus embarrassant et le plus triste pour le médecin-accoucheur est sans doute celui où la nature, paroissant en contradiction avec elle-même, semble fermer toute issue à l'individu qu'elle a développé dans l'utérus, et qu'elle s'efforce d'en expulser à une époque déterminée. Combien ses fonctions sont alors pénibles et difficiles! et combien ne doit-il pas apporter d'attention et de délicatesse dans le choix de ses procédés!

Il est, dans cette fâcheuse circonstance, trois moyens de délivrer la mère; 1° l'opération césarienne, 2° celle de la symphyse, 3° l'extraction de l'enfant par lambeaux. Je m'abstiendrai de parler de ce dernier procédé, que l'on devroit presque toujours trembler de mettre en pratique, parce que rarement on peut acquérir la certitude de la mort de l'enfant, certitude absolument requise pour l'emploi de ces manœuvres hardies et dégoûtantes qui exposent d'ailleurs la mère aux plus grands dangers.

« En effet, dit Baudelocque, comptant pour
» rien la perte de l'enfant qu'on immole de
» la manière la plus cruelle et la plus dou-
» loureuse, que ne doit-on pas craindre pour
» la femme de l'usage de cet instrument (le
» crochet) conduit profondément, sans guide
» et comme au hasard! Sera-t-on assuré d'en
» implanter constamment la pointe sur la tête
» du fœtus; et lorsqu'elle s'en écartera, de la
» détourner des parties de la mère qui l'en-
» veloppent si étroitement et qui tapissent d'ail-
» leurs le bassin? En mutilant cet enfant, sera-
» t-on assuré de conserver la femme? Il ne se-
» roit pas difficile de prouver qu'il en est mort
» bien davantage à la suite de l'usage des cro-
» chets que de l'opération césarienne, si on
» avoit formé un recueil de toutes celles qu'on
» a délivrées, ou qu'on a tenté de délivrer au
» moyen des crochets, comme on l'a fait à l'é-
» gard des femmes qui ont été soumises à cette
» dernière opération. Nous avons constamment
» observé des contusions et des déchirures à la
» matrice, à la vessie, au vagin, au rectum et
» à d'autres parties circonvoisines, à l'ouver-
» ture des cadavres de celles qui étoient mor-
» tes à la suite d'un pareil accouchement.....

» Bien peu de femmes, sans doute, consenti-
» roient à laisser mutiler leurs enfans, si elles
» connoissoient tous les dangers auxquels on
» les expose elles-mêmes par ce pénible sacri-
» fice (1). »

Il s'agira donc ici seulement de l'opération césarienne et de celle de la symphyse; il s'agira de prouver que toutes les deux peuvent être pratiquées avec succès, mais que, dans certaines circonstances, la section des pubis, moins dangereuse, doit être préférée, et que dans d'autres, au contraire, il ne reste de ressource que dans l'accouchement césarien.

DE L'OPÉRATION CÉSARIENNE.

Si nous voulons remonter à l'origine de cette opération, il nous est impossible d'assigner l'époque où elle a été pratiquée pour la première fois. Les auteurs anciens nous fournissent la preuve que dans les temps les plus reculés elle étoit en usage pour extraire du sein de la femme morte l'enfant que l'on présumoit encore vivant; et quoique plusieurs pensent que l'opération césarienne a pris son nom de César, il paroît au contraire que César a pris le sien de

(1) Recueil périodique de la Société de Médecine de Paris, rédigé par Sédillot jeune, tome v, p. 33.

l'opération qui se pratiquoit bien long temps avant sa naissance. *Primusque Cæsar à cæso matris utero dictus* (1).

Mais il nous faut arriver à l'an 1500 pour trouver des preuves de sa réussite sur le vivant.

Un châtreur voyant sa femme s'épuiser en vains efforts pour accoucher, incisa les parois du ventre et de la matrice pour extraire le fœtus qui y étoit contenu. Cette femme s'est parfaitement rétablie, et a mis depuis plusieurs enfans au monde. *Tàm feliciter ut ea posteà gemellas et quatuor adhuc infantes enixa fuerit.* C'est ainsi que s'exprime *Gaspard Bauhin* en nous rapportant cette histoire (2).

En 1581, *Rousset* donna un traité sur cette opération (3), et il prouva par le raisonnement et l'expérience qu'elle pouvoit être pratiquée sur le vivant avec succès. Néanmoins *Rousset* éprouva les plus grandes contrariétés; des hommes distingués s'élevèrent contre cette méthode, opposèrent des exemples malheureux aux succès qu'il avoit obtenus, et ces discussions prouvèrent enfin que l'opération pouvoit réussir,

---

(1) *Plinii Natur. histor. lib. VII, cap. IX.*

(2) *Gaspari Bauhini Append., lib. II, de Partu Cæsareo.*

(3) Traité nouveau de l'Hystérotomotokie.

mais qu'elle n'en étoit pas moins grave et dangereuse.

Cependant ceux que *Rousset* avoit persuadés obtinrent de nouveaux succès, et ils démontrèrent par l'expérience qu'on pouvoit répéter plusieurs fois cette opération sur le même individu. *Roonhuysen*, entr'autres, rapporte que *Sonnius*, médecin de Bruges, la fit sept fois sur sa femme (1), et nous trouvons encore dans *Bartholin* (2), *Renaud* (3) et beaucoup d'autres, des observations analogues.

On a rassemblé dans les Mémoires de l'Académie de Chirurgie de nombreux exemples de réussite; les uns obtenus sous les yeux mêmes des membres de cette illustre société, les autres communiqués par des médecins étrangers dont les talens et la véracité rendent le témoignage irrécusable (4).

Rappelons les deux opérations que *Lauverjat* a faites à Paris avec succès (5), celle que *Millot* a pratiquée au mois d'août de l'an 1774 sur la nommée Thérèse Biché. Assisté de plu-

---

(1) *Obs. de Morbis Mulier.*

(2) *Hist. anat. cent. III, hist. 8.*

(3) *De Ortu infantum contra naturam*, etc.

(4) Consultez les Recherches de M. Simon, t. I et II.

(5) LAUVERJAT, Nouvelle Méthode de pratiquer l'Opération césarienne.

sieurs chirurgiens, il tira de l'utérus un enfant qui vécut quarante heures ; la mère, quoiqu'affoiblie par les souffrances, supporta très-bien l'opération, marcha au vingt-cinquième jour, et sortit guérie au trente-deuxième. Depuis ce temps, elle a été plusieurs fois accouchée par le professeur *Baudelocque*, mais toujours au septième mois de la gestation, et sans avoir pu mettre d'enfant vivant au monde (1) ; et dans l'une de ses grossesses, les débris du foetus ont été extraits par un large ulcère survenu à la suite d'une chute aux enveloppes du ventre et à la matrice (2). Rappelons aussi l'hystérotomie faite dans ces dernières années, à Nantes, deux fois sur la même femme, par M. *Baqua ;* et citons enfin celle qui a été pratiquée le 2 octobre 1810 à Stembert, près de Verviers, département de l'Ourthe, par M. *Chapuis* fils, officier de santé. Cette dernière, très-authentique, fut couronnée d'un entier succès ; la mère et l'enfant jouissent aujourd'hui de la meilleure santé (3).

---

(1) Observation sur l'opération dite *césarienne*, faite avec succès par Jacques-André Millot.

(2) Baudelocque, 5e vol. du Recueil pér. de Sédillot.

(3) *Voyez* le Journal de Médecine de MM. Corvisart, Leroux et Boyer, janvier 1811, page 41.

L'observation suivante, qui n'a point été publiée, ne mérite pas moins d'être connue.

L'an 1768, l'épouse de N. Dumont, de la ville de Ciney, devint enceinte pour la troisième fois. Ses deux premiers enfans avoient été amenés morts après un travail long et pénible qui l'avoit exposée aux plus grands périls. Un charlatan nommé *Griffon*, appelé pour terminer le troisième accouchement, décida que la section césarienne étoit nécessaire, et la pratiqua à sa manière au moyen d'un rasoir fixé sur son manche; l'enfant qu'il tira de l'utérus étoit en vie. La mère a survécu plus de vingt ans à cette opération, mais avec une éventration énorme qu'elle montroit volontiers aux curieux. Mon père, qui exerçoit alors la médecine dans la ville où cette opération a été faite, a pu souvent examiner cette femme, et j'ai eu moi-même occasion de voir son fils, qui jouit d'une constitution très-robuste et se livre aux travaux de la campagne.

Cet exemple heureux d'opération césarienne qui fut faite sans méthode et contre les principes de l'art, est moins étonnant encore que les deux observations suivantes que j'extrais du journal de Desault (1).

---

(1) T. II, p. 322.

PREMIÈRE OBSERVATION.

Une femme robuste, enceinte de neuf mois, et déjà mère de plusieurs enfans, reçut un coup de corne de boeuf qui divisa les parois du ventre dans l'étendue de 8 pouces : la matrice fut blessée à sa partie antérieure ; mais la plaie, quoique profonde, ne pénétroit pas dans sa cavité. On se préparoit à délivrer la mère, lorsque tout-à-coup l'utérus se rompit dans toute l'étendue de la blessure, et expulsa par la plaie un enfant mort : la cicatrisation eut lieu vers la sixième semaine. « Depuis ce moment cette femme » a constamment joui de la meilleure santé ; elle » est même accouchée successivement de deux » enfans vigoureux qu'elle a allaités. »

DEUXIÈME OBSERVATION.

Une femme maigre, mais très-bien portante, ayant déjà eu plusieurs enfans, reçut, au sixième mois de sa grossesse, un coup de corne de boeuf qui déchira les parois de l'abdomen, et pénétra dans la matrice. Cette plaie laissoit sortir l'avant-bras droit de l'enfant ; on l'agrandit suffisamment, et on fit l'extraction du foetus et du placenta : la mère guérit en quarante-quatre jours. Six mois après, elle devint enceinte ; mais elle succomba à la suite de l'accouchement, qui eut lieu au terme ordinaire.

Si ces plaies, éminemment contuses, ont été suivies d'une aussi prompte guérison, que ne devons-nous pas espérer d'un procédé sagement combiné et exécuté avec adresse !

Je suis loin d'avoir fait mention de tous les cas où l'opération césarienne a réussi ; je n'ai fait que rapporter succinctement quelques observations qui prouvent qu'elle n'est point, comme on l'a prétendu, essentiellement mortelle. On peut, pour mieux s'en convaincre, consulter *Sennert*, *Hildanus*, *Ruleau*, *Lancisi*, *Lamotte*, et sur-tout les recherches que le professeur *Baudelocque* a consignées dans le cinquième volume du Recueil périodique de la Société de Médecine de Paris.

Sans doute cette opération est une des plus sérieuses de la chirurgie ; souvent les suites en ont été funestes, et l'on ne peut disconvenir que les revers ne soient bien plus nombreux que les succès ; mais n'oublions pas que les dangers d'une opération dépendent souvent des retards que l'on met à la pratiquer. Se flatteroit-on, par exemple, de réussir dans celle d'une hernie, si l'on avoit attendu qu'il ne restât plus qu'un souffle de vie pour la tenter ?

Ce n'est cependant qu'après que l'irritation

de l'organe est portée au plus haut degré, soit par ses contractions long-temps répétées, soit par les manœuvres imprudentes et inutiles dont on a usé, qu'on se décide ordinairement à opérer. Ce n'est qu'après des souffrances supportées pendant six, huit jours, et même davantage, que l'on tente en vain un moyen qui auroit peut-être garanti la vie de la mère et de l'enfant, s'il eût été employé plus tôt.

Il faudra donc tout préparer pour l'opération si l'on a pu prévoir avant l'époque de l'accouchement qu'elle deviendra nécessaire; et lorsque les douleurs seront vives et rapprochées, que le col sera effacé, que l'orifice sera suffisamment dilaté pour l'écoulement des lochies, il conviendra d'opérer. Il est bon que les douleurs soient portées à ce point; l'utérus a acquis à cette époque le degré d'énergie nécessaire pour revenir sur lui-même immédiatement après l'extraction de l'enfant, et ainsi l'hémorrhagie est moins à craindre. L'on n'attendra pourtant pas que les eaux soient écoulées; car la matrice se trouve alors immédiatement appliquée sur le fœtus, et l'opération devient plus difficile: d'ailleurs en opérant avant ce moment, l'étendue des incisions se trouve beaucoup moins grande après l'extraction de l'enfant, que si l'on n'avoit opéré qu'après la rupture des membranes.

Mais si, lorsqu'on est appelé, le travail a déjà commencé depuis long-temps, il faut se hâter de terminer cette lutte dans laquelle la nature doit nécessairement être la plus foible.

Procédé opératoire.

Quel que soit le procédé que l'on se propose de mettre en usage, il faut commencer par vider la vessie et l'intestin rectum, être muni d'un bistouri dont le tranchant soit convexe, d'un autre bistouri boutonné, d'aiguilles courbes armées de fils cirés; on aura en outre des bandelettes agglutinatives, de la charpie, des compresses, un bandage de corps, un scapulaire, et enfin de l'eau et une éponge fine.

La femme doit être couchée sur le bord d'un lit garni d'alèzes, la tête et la poitrine élevées, les genoux demi-fléchis, fixés par deux aides; deux autres aides assujettissent la matrice en appuyant sur les parties latérales de cet organe.

Le chirurgien procède ensuite à l'opération, soit qu'il emploie la méthode dite de *Solayrès*, ou qu'il préfère celle de *Lauverjat*.

La première consiste à diviser avec le bistouri convexe les tégumens et le tissu graisseux, depuis l'ombilic jusqu'à un pouce et demi au-dessus de la symphyse des pubis. La ligne blanche étant mise à nu, on l'incise; puis on fait une petite ouverture au péritoine; on y introduit le doigt indicateur de la main gauche : il sert à conduire le bistouri boutonné qui achève l'incision de cette membrane.

Ayant ainsi pénétré dans la cavité abdominale, et la matrice étant convenablement fixée, on ouvrira ce viscère à sa partie antérieure. Pour cela on se servira du bistouri convexe, que l'on promènera lentement jusqu'à ce que l'on ait découvert la poche des eaux ; alors on percera celle-ci par une petite incision dans laquelle le doigt indicateur sera introduit et servira à diriger le bistouri boutonné avec lequel on continuera d'inciser l'utérus, depuis l'angle supérieur de la plaie faite aux parois abdominales, jusqu'à un pouce et demi, ou environ, au-dessus de l'angle inférieur.

S'il arrivoit que cette incision de l'utérus eût été faite sur l'endroit où le placenta se trouve attaché, il faudroit décoller celui-ci d'un côté, percer ensuite les membranes et procéder à l'extraction de l'enfant. Cette dernière partie de l'opération varie suivant les circonstances, et peut se trouver très-difficile, lorsque, par exemple, il y a enclavement. J'ai vu un cas où il a fallu faire des tractions long-temps répétées pour dégager un fœtus mort dont la tête étoit fortement serrée au détroit supérieur.

Dès qu'on a extrait l'enfant, la matrice se contracte ordinairement, expulse l'arrière-faix, et par l'effet même de sa contraction, rapproche les lèvres de la plaie, dans lesquelles il faut s'assurer qu'aucune portion d'intestin ne s'est engagée.

Mais si l'utérus demeure dans l'inertie, il faut avoir soin d'enlever tous les caillots, de précipiter dans le vagin ceux qui sont près de s'y engager en les poussant à travers le col avec le doigt, en même temps qu'on cherche à réveiller l'action de ce viscère en exerçant sur sa surface quelques frictions avec la main trempée dans le vinaigre ou dans quelque liqueur spiritueuse. Malheureusement on n'y réussit pas toujours, et quelque précaution que l'on prenne, on voit la plaie rester béante, et un épanchement sanguin mortel se former dans la cavité abdominale.

OBSERVATION.

Une femme âgée de trente ans, ressentoit les douleurs de l'enfantement depuis quatre jours; elle éprouvoit de violentes convulsions. La sage-femme et deux chirurgiens reconnurent l'impossibilité de l'accouchement par les voies ordinaires, et l'envoyèrent à l'hospice de la

Maternité, le 28 mai 1811. M. *Ramoux*, chirurgien en chef de cet hospice, et moi, nous estimâmes que le bassin n'avoit guère plus de 2 pouces de diamètre antéro-postérieur au détroit supérieur, et nous décidâmes que l'opération césarienne seroit pratiquée : elle fut faite à la méthode de *Solayrès*. L'enfant étoit mort; la matrice ne se contractant point, nous employâmes en vain tous les moyens possibles pour l'irriter. La femme ayant succombé vingt-quatre heures après l'opération, nous trouvâmes un épanchement de sang considérable dans l'abdomen, et des caillots accumulés dans la matrice dont la plaie étoit restée ouverte.

Lorsque les intestins ont été réduits et la plaie bien nettoyée, il faut mettre les bords de l'incision extérieure en contact; il est possible que la situation et le bandage aient suffi dans quelques cas; nous pouvons cependant assurer que le plus souvent la suture est absolument indispensable.

Le rapprochement se fera le plus exactement possible; on laissera néanmoins au bas de la plaie un petit espace dans lequel sera introduite une bandelette de linge effilé pour favoriser les écoulemens.

Un large plumaceau enduit de cérat, et des

compresses seront appliqués et maintenus par le bandage de corps.

Le procédé qui vient d'être décrit est le plus facile à exécuter ; mais les bords de l'incision faite aux tégumens et à la matrice se rapprochent difficilement, parce que la matrice se contracte toujours de haut en bas, et que la ligne blanche est l'endroit sur lequel s'exerce particulièrement l'action des muscles larges de l'abdomen. Il est d'ailleurs des vices de conformation où il n'est point praticable ; tel est celui dont je vais rapporter l'histoire, et qui nous a paru remarquable sous plusieurs rapports.

OBSERVATION.

Anne-Marie Rémy, née à Liège, rachitique depuis sa tendre enfance, n'avoit que 6 décimètres 7 centimètres de hauteur (24 pouces $\frac{3}{4}$). Toute sa charpente osseuse étoit difforme ; les extrémités inférieures étoient sur-tout remarquables ; les fémurs étoient arqués en demi-cercles, et les os de la jambe coudés en avant, de manière qu'en marchant elle appuyoit sur les angles formés par les tibia et sur les pointes des pieds, comme sur deux fourches ; le ventre touchoit presqu'à terre, et les pubis se trouvoient au-dessous de la saillie du sacrum, à-peu-près en ligne perpendiculaire. A l'âge de trente-six ans, elle fut recherchée par un jeune homme robuste, âgé seulement de vingt-trois ans, et qui avoit conçu un attachement bien sincère pour cette espèce de monstre qu'il vouloit, disoit-il, épouser. Elle devint enceinte. C'est alors qu'elle parut un être difforme au dernier degré; le peuple la suivoit par-tout; un artiste habile la modela en cire pour en faire un objet de spéculation. Sur la fin de sa grossesse, Marie Rémy fut transportée à l'hospice de la Maternité. Nous reconnûmes l'impossibilité de l'accouchement naturel et l'inutilité de la symphyséotomie; nous vîmes aussi que la section césarienne étoit impraticable à la ligne blanche, parce que les fémurs, constamment fléchis et appliqués sur la partie antérieure des parois abdominales, y mettoient obstacle. Nous résolûmes donc de l'exécuter à la méthode de *Lauverjat;* elle fut faite le 9 janvier 1811, en présence de beaucoup d'hommes de l'art, et fut supportée par la malade avec un grand courage. L'enfant extrait vivant de l'utérus étoit du sexe masculin; il étoit très-fort, et avoit 5 décimètres de hauteur (18 pouces ½); il étoit par conséquent presqu'aussi grand que sa mère, qui succomba sept heures après l'opération.

On a conservé le bassin de cette femme; il a

la forme d'un cœur de carte à jouer, et se trouve sur-tout rétréci par le rapprochement des cavités cotyloïdes. Du fond de celles-ci jusqu'au milieu de la saillie sacro-vertébrale, il n'existe que 4 centimètres (1 pouce $\frac{1}{2}$) d'étendue.

La méthode de *Lauverjat* semble exempte des inconvéniens reprochés à celle de *Solayrès*: pour la pratiquer, on fait aux parois de l'abdomen une incision transversale d'environ 5 pouces, se portant du bord externe du muscle droit vers la colonne vertébrale; ensuite on incise, dans la même direction, le péritoine et l'utérus, en usant des précautions indiquées dans la méthode précédemment décrite. On se servira aussi des mêmes pièces d'appareil, que l'on aura soin, dans tous les cas, de renouveler plusieurs fois dans les vingt-quatre premières heures, pour laisser écouler les liquides qui pourroient s'accumuler dans la cavité abdominale.

Le régime doit être proportionné aux forces: si la malade est affoiblie par de longues souffrances ou par des hémorrhagies, on la soutiendra au moyen de bouillons et d'autres substances riches en principes nutritifs. « Le régime » soit de bonnes viandes et sobre autant que la » force le portera; car en femmes accouchées

» et tellement traitées, il faut restaurer » (1). Mais si l'irritation de la matrice a été portée à un haut degré avant l'opération ; si la douleur, la tension de l'abdomen annoncent que l'inflammation se propage sur les organes voisins ; si la fièvre s'allume, il faut observer la diète la plus sévère, recourir aux saignées, appliquer les sangsues, soit à la vulve, soit à l'anus, employer les fomentations émollientes, les lavemens, etc. ne négliger enfin aucun des moyens propres à arrêter les progrès d'une inflammation dont l'issue est si souvent funeste.

Lorsque, par des soins bien administrés, on sera parvenu à obtenir une cicatrisation complète, il faudra tâcher de prévenir la hernie ou éventration, accident dont presque toutes les femmes soumises à cette opération ont été affectées. Celle de Ciney, dont j'ai rapporté l'histoire, en avoit une des plus considérables, et nous trouvons dans *Saviard* un fait analogue.

OBSERVATION.

Une femme entra à l'Hôtel-Dieu, quatorze ans après avoir subi l'opération césarienne ; il en étoit résulté une hernie qui s'ulcéra *de la gran-*

(1) Rousset, Traité de l'Hystérotomotokie.

deur de six travers de doigt, et devint si énorme, qu'ayant empêché la malade de respirer, elle fut suffoquée et mourut. A l'ouverture du cadavre, *Saviard* vit que la tumeur étoit formée par le jéjunum et l'iléon, et trouva des adhérences du péritoine et de l'épiploon à l'endroit de la cicatrice des tégumens; celle de l'utérus étoit enfoncée, s'observoit aux surfaces interne et externe de cet organe, et étoit tellement apparente, que *Saviard* conserva la pièce, afin, dit-il, que ceux qui pourroient douter de la vérité de ce fait en pussent être convaincus en la voyant (1).

Ce fait est remarquable, parce qu'il prouve d'une manière incontestable que l'opération a été pratiquée sur cette femme, et qu'elle y a survécu quatorze ans; il l'est encore, parce qu'il apprend combien il est nécessaire de prévenir les éventrations au moyen de bandages bien faits; car si l'on ne s'oppose, dès le principe, à l'issue des intestins, la hernie acquiert bientôt un volume excessif, et qu'il n'est plus possible de réprimer.

---

(1) Saviard, Recueil d'Observations chirurgicales.

DE LA SECTION DE LA SYMPHYSE.

L'OPÉRATION césarienne est, comme nous l'avons dit, une de ces opérations graves que l'on ne doit employer que lorsqu'aucune autre ressource ne se présente. Depuis long-temps les praticiens s'étoient mis à la recherche de moyens propres à faciliter l'accouchement dans le cas d'une mauvaise conformation des os du bassin; et *Severin Pineau*, persuadé que ces os s'écartent lors de l'accouchement, conseilla, pour relâcher les symphyses, les embrocations huileuses, les applications émollientes, etc. Il paroît même avoir indiqué l'opération qui se pratique aujourd'hui, puisqu'il dit : *Non modo dilatari sed etiam tuto secari possunt* (1).

Cependant plus de deux siècles se sont écoulés avant que personne ait pensé à mettre cette section en pratique. Ce fut seulement en 1768 que M. *Sigault* la proposa à l'académie de chirurgie, qui la regarda comme le rêve d'une jeune imagination, et la rejeta. Cependant *Sigault* persista, et reproduisit son projet dans

(1) SEVERIN PINÆ *Opusc. physiol. et anat. lib. II.*

une thèse qu'il soutint, l'an 1773, à l'université d'Angers, pour y obtenir le grade de docteur.

Mais ce qui n'avoit encore été mis qu'en proposition, fut exécuté l'an 1777, et nous devons cette première tentative à MM. *Sigault* et *Alphonse-Leroy* : aussi la Faculté les récompensa en faisant frapper une médaille en leur honneur, et elle accorda une pension à la femme *Souchot*, sur qui l'opération avoit été pratiquée avec succès. Cette femme avoit précédemment eu quatre enfans qu'on avoit extraits par lambeaux. Son bassin, au jugement du célèbre *Levret*, n'avoit que 2 pouces ½ de petit diamètre. Elle fut soumise à la nouvelle opération, et mit par ce moyen un enfant vivant au monde. Après soixante-quatre jours elle put se rendre à la Faculté, et monta à pied l'escalier des écoles.

Aussitôt la découverte fut proclamée et presque généralement accueillie. On tenta de nouveau l'opération, et on obtint de nouveaux succès. M. *Cambon* la pratiqua deux fois à Mons, sur une femme dont les deux premiers enfans, tirés avec le forceps, étoient morts dans l'accouchement. Il la pratiqua une troisième fois sur une femme difforme et grosse de son premier enfant, et toujours avec succès.

M. *Demathiis* délivra aussi, par le même

moyen, une femme âgée de vingt-neuf ans, qui étoit rachitique depuis son enfance, et dont le bassin n'avoit que 2 pouces $\frac{1}{4}$ d'avant en arrière.

D'autres faits non moins favorables furent publiés; mais il en fut bientôt de cette découverte comme de presque toutes les autres; elle trouva ses incrédules, et donna lieu à de vives contestations que l'expérience seule pouvoit terminer.

Aujourd'hui les observations multipliées se réunissent pour former un ensemble de preuves en sa faveur; son utilité est bien prouvée par les succès qu'ont obtenus MM. *Vandamme*, *Damen*, *Verdier-Duclos*, *Desprès*, *De Menmeur*, *Alphonse-Leroy*, etc. Ce dernier seul avoit pratiqué sept fois cette opération avec avantage, lorsqu'en l'an 1801 il rendit ses élèves témoins d'un nouveau succès en leur présentant la femme *Rougeau* qu'il avoit publiquement opérée.

Des faits plus récens ont été publiés.

Je me contenterai de faire ici mention de celui qui a été consigné dans le Journal de Médecine par M. Mansuy (1).

Appelé pour secourir une femme dont le

(1) *Voyez* le Journal de Médécine par MM. Corvisart, Leroux et Boyer, brumaire an XI.

bassin fut jugé n'avoir que 2 pouces et $\frac{1}{2}$ de diamètre antéro-postérieur, il reconnut que la tête de l'enfant étoit enclavée, et en conséquence il appliqua le forceps à plusieurs reprises, mais inutilement. Il lui fut absolument impossible de repousser la tête au-dessus du détroit, ou de la faire descendre. La mère souffroit depuis plus de trente heures; elle étoit accablée par les douleurs, et par les diverses tentatives qu'on avoit faites : elle demandoit instamment *qu'on lui ouvrît le ventre*. M. Mansuy se décida pour la section de la symphyse, et aussitôt qu'il l'eût pratiquée, les contractions utérines repoussèrent l'enfant. Il étoit mort, et probablement déjà depuis assez long-temps, puisque l'épiderme de la tête s'enlevoit au moindre attouchement. La mère s'est rétablie quoiqu'habitant un lieu insalubre, et privée des choses de première nécessité.

On ne peut dans ce cas méconnoître l'utilité de l'écartement de la symphyse pubienne, ressource que la nature s'est quelquefois spontanément procurée, et dont on trouve un exemple frappant dans l'observation suivante.

OBSERVATION.

Catherine Remacle avoit joui de la meilleure santé pendant toute sa jeunesse; elle étoit bien conformée et avoit un embonpoint ordinaire. Elle fut mariée à l'âge de vingt-cinq ans, et eut deux filles dont elle accoucha naturellement et avec la plus grande facilité. Peu de temps après son second accouchement, elle alla habiter une petite maison très-humide et très-mal aérée, où, réduite à la misère, elle ne fit plus usage que d'alimens grossiers et mal-sains. Bientôt elle éprouva des douleurs rhumatismales qui augmentèrent de jour en jour, et rendirent les mouvemens pénibles, au point qu'au bout d'un an elle fut entièrement perclue. Dans cet état, elle devint enceinte pour la troisième fois, et accoucha encore d'une fille avec autant de facilité que les deux premières fois. La maigreur, qui déjà étoit considérable avant ce troisième accouchement, devint peu à peu excessive, et les os se ramollirent à tel point que, pendant sa quatrième grossesse, elle étoit dans le rachitis le plus complet. C'est dans cet état qu'elle fut apportée à l'hospice de la Maternité. Elle étoit alors dans le marasme, et paroissoit n'avoir plus qu'un souffle de vie qu'on tâcha de soutenir par un régime et des médicamens convenables. Les membres et la colonne vertébrale étoient fortement contournés, et les os du bassin parurent tellement difformes que l'on crut que cette malheureuse ne pourroit accoucher qu'au moyen d'opérations pendant lesquelles elle devoit nécessairement périr. Le 2 fructidor (20 août 1805), elle ressentit les douleurs de l'enfantement ; le travail fut long, sans que la tête parut disposée à descendre dans l'excavation ; mais tout-à-coup elle y fut chassée, et l'accouchement fut bientôt terminé.

Trois heures après, Catherine Remacle succomba. A l'ouverture du cadavre, on trouva la symphyse des pubis rompue ; quelques fibres ligamenteuses antérieures avoient seules résisté en s'allongeant beaucoup ; les os iliaques étoient ramollis ; ils étoient flexibles et se laissoient aisément entamer par le scalpel.

Les diamètres du bassin, mesurés au détroit supérieur, ont présenté :

De la symphyse à la saillie sacro-vertébrale, 2 pouces 10 lignes.

De la partie postérieure de la cavité cotyloïde gauche à la même saillie, un pouce 9 lignes.

De la cavité cotyloïde droite à la même saillie, un pouce 6 lignes.

Je rendrai compte plus loin des expériences qui ont été faites sur ce bassin.

On voit dans cette observation un exemple d'affection rachitique survenue à un âge avancé chez une femme qui, après avoir mis plusieurs enfans au monde avec facilité, se seroit trouvée dans l'impossibilité d'accoucher sans les secours de l'art, si la rupture de la symphyse pubienne ne s'étoit subitement opérée.

Cette rupture, produite par les seuls efforts de la nature, me semble la plus simple et la plus forte réponse que l'on puisse opposer à ceux qui nient les avantages de la symphyséotomie; opération bien moins dangereuse, bien moins effrayante que l'opération césarienne; mais qui n'est point d'une exécution aussi facile qu'on se l'étoit d'abord persuadé. Elle exige au contraire beaucoup de précautions de la part de celui qui la pratique.

Procédé opératoire.

Le moment le plus favorable pour entreprendre cette opération est celui où le travail est tel qu'il doit l'être pour la terminaison de l'accouchement naturel. Le col de la matrice est alors suffisamment dilaté pour permettre la sortie de l'enfant, soit qu'on l'abandonne aux contractions utérines, soit qu'on aille le chercher par les pieds, ou qu'on en fasse l'extraction avec le forceps.

Les poils ayant été rasés, et la vessie vidée au moyen de la sonde, la femme sera couchée de manière à ce que le bassin soit élevé et que les extrémités inférieures, écartées et fléchies, soient fixées par des aides. Ensuite la peau sera tendue et remontée le plus haut possible; on l'incisera jusque sur le cartilage, depuis le bord supérieur des pubis jusqu'au clitoris, c'est-à-dire dans l'étendue d'environ 2 pouces. Si, dans cette première incision, quelques branches de l'artère honteuse externe ont été coupées, on en fera la ligature; puis on reconnoîtra la symphyse, on l'incisera lentement et sans se dévier, ainsi que les ligamens sus et sous-pubiens, en prenant sur-tout la précaution de ne pas intéresser la vessie ni l'urètre, et pour cela il faut se servir d'un bistouri solide dont l'extrémité soit obtuse.

Dès que la symphyse est divisée, il se fait un écartement spontané qu'on augmente peu à peu, soit en éloignant doucement les cuisses, soit en exerçant une compression lente et graduée sur les crêtes iliaques. Alors quelquefois il survient une forte douleur qui fait sortir la tête en logeant une bosse pariétale dans l'écartement. Lorsque la chose se passe ainsi, il faut abandonner l'accouchement à la nature; sinon il faut avoir recours au forceps. Mais s'il arrivoit que l'enfant se présentât dans une position qui ne fût point naturelle, il faudroit aller chercher les pieds, et l'amener de manière à engréner toujours la bosse pariétale dans l'intervalle qui se trouve entre l'un et l'autre pubis : précaution absolument essentielle, et d'où dépend en partie le succès de l'opération.

L'accouchement terminé, on rapproche aussitôt les cuisses de la femme, on applique un peu de charpie sur la plaie, et on maintient les pubis en contact au moyen d'un bandage de corps.

Quoique la section des pubis soit en général peu dangereuse, il est cependant possible qu'elle laisse après elle certains accidens, tels que le défaut de réunion de la symphyse, les dépôts purulens, l'incontinence d'urine.

Le défaut de réunion de la symphyse peut avoir lieu parce qu'on n'aura point maintenu les surfaces divisées au moyen du bandage de corps, ou parce que la femme se sera hâtée de marcher. Il est donc bien essentiel que le repos soit constamment gardé jusqu'à parfaite consolidation ; sans quoi il pourra se former une articulation contre nature qui rendra la marche chancelante. Si cet accident arrivoit, on pourroit rendre la progression plus facile et plus assurée à l'aide d'un bandage qui empêchât la mobilité des pièces osseuses.

Les dépôts purulens, occasionnés par la distention ou la rupture des ligamens sacro-iliaques, ont été regardés comme extrêmement funestes. On les a comparés à ceux qui résultent d'une percussion violente sur le sacrum; mais les ruptures des symphyses sacro-iliaques survenues à la suite de coups, de chutes, et qui ont été mortelles, ont toujours été accompagnées de contusions très-considérables qui portoient sur l'os même et sur les viscères abdominaux. Les malades, dans les observations qu'on a rapportées, n'ont gardé le repos que lorsque les accidens ont été parvenus à un haut degré; il n'y a donc nulle comparaison à établir entre la rupture qui est opérée par une violence extérieure et subite et celle qui arrive lors de l'écartement des pubis, puisque dans celle-ci la distention est lente et graduée; elle n'est point accompagnée de contusions, et le repos que les circonstances forcent à garder favorise la guérison.

L'expérience prouve d'ailleurs que ces collections purulentes ne sont point aussi graves qu'on l'avoit cru.

Dans l'observation rapportée par M. *Mansuy* dans le Journal de Médecine, et que nous avons citée page 28, il survint, au vingt-sixième jour après l'opération, un dépôt très-considérable à la fesse droite; on l'ouvrit, et le stylet porté dans l'incision alloit directement à la symphyse sacro-iliaque du même côté : néanmoins, dans l'espace d'un mois, la cicatrisation eut lieu.

En l'an VIII, M. *Giraud* fut appelé pour voir une femme dont les pubis s'étoient subitement écartés lors de l'extraction d'un enfant. Un dépôt se forma à la région de la symphyse sacro-iliaque gauche ; il fut ouvert, et le stylet porté au fond du foyer *fit distinguer clairement l'écartement qui existoit entre le sacrum et l'os innominé*. La femme fut guérie, et est depuis accouchée fort heureusement (1).

Il faut avoir soin de n'ouvrir ces dépôts que par de petites incisions ; du reste leur traitement n'exige rien de particulier.

L'incontinence d'urine résulte, ou bien de la contusion du col de la vessie, ou bien de ce que le méat urinaire a été intéressé par l'instrument tranchant. Dans le premier cas, l'accident ne doit point être considéré comme suite de l'opération ; il auroit existé si l'accouchement avoit été terminé par tout autre moyen, et il ne dépend que de la longue et forte pression que la tête de l'enfant a exercée. Dans le second cas, il ne peut dépendre que de l'impré-

---

(1) Journal de Médecine, par MM. Corvisart, Leroux, Boyer, fructidor an XI.

voyance et de la maladresse de l'opérateur. Il est vrai qu'il est arrivé à M. *Sigault* lui-même en opérant la femme *Souchot ;* mais le grand trouble qu'il éprouvoit en faisant cette première expérience, la mauvaise forme de l'instrument dont il s'est servi, doivent l'excuser. On remédie à cette incommodité en laissant une sonde à demeure dans le canal jusqu'à parfaite guérison.

Des cas où l'on peut pratiquer la section de la symphyse, et de ceux où l'opération césarienne devient indispensable.

Il ne suffit pas d'avoir prouvé que l'opération césarienne et celle de la symphyse peuvent être faites avec succès, lorsqu'il y a disproportion entre le volume de l'enfant et l'ouverture du bassin de la mère. Il s'agit maintenant de déterminer les cas où l'une est préférable à l'autre.

Pour apporter plus de précision et de certitude sur l'ampliation qu'on peut obtenir par l'écartement des pubis, il faut joindre aux observations recueillies sur le vivant, les expériences qui ont été tentées sur le cadavre, où elles prouvent, comme nous allons le voir, qu'on peut porter cet écartement jusqu'à 3 pouces, et qu'alors on obtient une augmentation d'environ 10 lignes pour le diamètre antéro-postérieur.

M. *Giraud* a même une fois écarté les pubis de 4 pouces, et il en est résulté un pouce d'augmentation d'avant en arrière (1); mais je pense que rarement on obtiendra un tel avantage, et que cet exemple ne peut servir de guide. Dans le second fait rapporté par le même, l'écartement n'a été que de 3 pouces avec 10 lignes d'augmentation pour le diamètre antéro-postérieur, qui n'avoit, avant l'opération, que 2 pouces d'étendue.

Je vais maintenant rendre compte des expériences qui me sont propres.

Ire *Expérience*. La symphyse ayant été divisée sur un bassin qui avoit 2 pouces $\frac{1}{4}$ d'avant en arrière, j'ai obtenu 3 pouces d'écartement, et 10 lignes d'augmentation pour le diamètre antéro-postérieur.

IIe *Exp.* Sur un bassin qui avoit 2 pouces une ligne de diamètre antéro-postérieur, j'ai obtenu, à un pouce d'écartement, 2 lignes $\frac{1}{2}$ d'augmentation;

à 2 pouces $\frac{1}{2}$.......... 7 lignes;
à 3 pouces............ 9 lignes $\frac{1}{2}$.

L'écartement porté plus loin, les symphyses sacro-iliaques se sont déchirées.

(1) Journal de Médecine, fructidor an XI.

IIIe *Exp.* Sur un bassin dont le diamètre antéro-postérieur étoit de 2 pouces 3 lignes, j'ai obtenu à un pouce d'écartement, 3 lignes d'augmentation ;

à 2 pouces............ 6 *id.*
à 3 pouces............ 10 *id.*

Mais pour que ces expériences aient tout le succès possible, il faut les tenter immédiatement après la mort de l'accouchée, sans quoi les parties contractent bientôt une roideur qui ne permet pas d'obtenir une ampliation aussi considérable : c'est ce que j'ai éprouvé dans les expériences suivantes.

IVe *Exp.* Une femme rachitique et d'une très-petite stature, souffroit depuis environ vingt-quatre heures. On reconnut l'impossibilité de l'accouchement par les voies naturelles, et, dans la persuasion que l'enfant avoit cessé de vivre, on le tira par lambeaux. La mère succomba le lendemain. J'obtins le cadavre ; mais il ne put être ouvert que trente-six heures après la mort.

Le bassin présentoit 2 pouces $\frac{1}{2}$ d'avant en arrière ; la symphyse divisée, l'écartement fut porté à 2 pouces $\frac{3}{4}$, et le petit diamètre augmenté de 8 lignes, après quoi les ligamens sacro-iliaques se sont rompus.

Ve *Exp. faite à l'hospice de la Maternité, 38 heures après la mort.* Le bassin avoit 2 pouces 10 lignes d'étendue au diamètre antéro-postérieur. Les pubis ayant été écartés d'un pouce, ce diamètre s'est agrandi de 3 lignes; l'écartement porté à un pouce $\frac{1}{2}$, il s'est agrandi de 5 lignes $\frac{1}{2}$.

VIe *Exp. faite à la Maternité, 54 heures après la mort.* Le bassin avoit 2 pouces 1 ligne au diamètre antéro-postérieur. A un pouce d'écartement, il s'est agrandi de 3 lignes; à un pouce $\frac{1}{3}$ il s'est agrandi de 5 lignes.

VIIe *Exp. faite à la Maternité, 48 heures après la mort*, sur un bassin dont le diamètre antéro-postérieur étoit de 2 pouces 1 ligne (la femme étoit morte à la suite de l'opération césarienne). Nous avons obtenu, à 1 pouce d'écartement.................... 3 lignes;

à un pouce 4 lignes.... 5.

Nous aurions sans doute obtenu dans ces expériences, comme dans les précédentes, un écartement de 3 pouces, avec environ 10 lignes d'augmentation au détroit supérieur, si depuis la mort il ne s'étoit point écoulé un temps aussi long, pendant lequel les parties contractent toujours une roideur qui donne à nos essais des résultats différens.

Mais ce n'est pas seulement de cet agrandissement de 10 lignes que dépend le succès de l'opération. Nous avons dit qu'il étoit essentiel d'engager une bosse pariétale dans l'espace qui se trouve entre les deux pubis écartés, et ainsi on obtient encore un avantage qui doit être évalué au moins à 5 lignes (1), ce qui en tout fait un pouce $\frac{1}{4}$.

Maintenant, si on se rappelle que le petit diamètre de la tête de l'enfant est, pour l'ordinaire, de 3 pouces $\frac{1}{2}$, il est évident que pour que le bassin puisse lui livrer passage au moyen de l'ampliation obtenue par la section de la symphyse, il faut nécessairement qu'il ait 2 pouces $\frac{1}{4}$ de diamètre antéro-postérieur, et je crois qu'on ne peut raisonnablement tenter cette opération lorsque la difformité du bassin est portée à un plus haut degré; car on produiroit infailliblement des déchirures considérables dans les symphyses postérieures, et encore pourroit-on ne pas réussir à extraire l'enfant. Heureusement il est rare que le bassin soit tellement vicié

(1) Dans une opération faite à l'hospice de la Maternité, cet avantage m'a même paru plus considérable.

qu'il présente moins de 2 pouces $\frac{1}{4}$ de petit diamètre (1). Cependant cette circonstance s'est présentée plusieurs fois. Le professeur *Baudelocque* parle de bassins qui n'ont qu'un pouce d'avant en arrière. J'en ai vu qui n'étoient pas moins contrefaits. Dans ces cas malheureux, l'opération césarienne devient indispensable, et ce n'est qu'en la pratiquant qu'on peut espérer de conserver la mère et l'enfant. Dans cette circonstance, il est vrai, on a osé entreprendre la section de la symphyse; mais les suites en ont été des plus fâcheuses, et c'est en voulant pousser trop loin les avantages de cette découverte qu'on en a retardé les progrès.

Ainsi la femme *Vespres*, qui est morte à la suite de l'opération, étoit tellement difforme, que son bassin n'avoit qu'un pouce 10 lignes d'avant en arrière; ainsi dans l'exemple rapporté par M. *Duchaussoi*, l'ouverture du cadavre a montré que le petit diamètre du détroit supé-

---

(1) Je n'ai parlé dans cette dissertation que des vices de conformation qui rétrécissent le diamètre antéro-postérieur du détroit supérieur : ce sont les plus fréquens; et s'il arrivoit que le bassin fût vicié suivant ses diamètres transverses, l'opération de la symphyséotomie seroit bien plus avantageuse, et le succès en seroit certain, puisque ces diamètres s'agrandiroient alors à-peu-près de toute la quantité dont les pubis se trouveroient écartés.

rieur n'étoit que d'un pouce 7 lignes ; ainsi M. *Cambon* qui, trois fois avoit pratiqué l'opération avec succès, vit périr la femme qui fait le sujet de la quatrième observation : le bassin, recouvert des parties molles, n'avoit guère que 2 pouces de petit diamètre.

Ces résultats non favorables, et quelques autres, ont été constamment reproduits contre la section de la symphyse, et on en a tiré l'étrange conclusion que cette opération étoit souvent accompagnée de grandes difficultés, suivie d'inconvéniens graves pour l'enfant et pour la mère, et même, dans tous les cas, inutile. Les faits les plus positifs et les plus concluans n'ont pu ramener les esprits prévenus et exaltés, et des hommes du mérite le plus distingué ont porté dans les discussions, ou plutôt dans les disputes qui se sont élevées à ce sujet, l'animosité et l'exagération à leur comble.

Je vais en fournir une nouvelle preuve.

On trouve, dans le bulletin de la Faculté de Médecine de Paris, un rapport du professeur *Baudelocque* sur l'Ecole d'Accouchement de Liége (1).

Il y est dit, en rendant compte d'une section de la symphyse pubienne : « Cette symphyse

---

(1) Bulletin du 18 mai 1809, n°. 5.

» étoit *ossifiée ;* l'opération fut *pénible* et ne
» *donna qu'un pouce et demi* d'écartement,
» ou quarante-deux millimètres. L'enfant,
» extrait ensuite avec le forceps, étoit mort ;
» *il ne fut tiré qu'après beaucoup d'accidens*
» *qui rendirent l'opération aussi inutile pour*
» *la mère que pour l'enfant.* Le bassin n'offroit
» que deux pouces et une ligne de diamètre
» sacro-pubien. Les os pubis, au moment de
» la mort, huit semaines après l'opération,
» étoient encore écartés, sans apparence de
» réunion commençante ; la paroi postérieure
» de la vessie avoit été détruite *presqu'en entier*
» *par la gangrène ;* les symphyses sacro-iliaques
» étoient remplies de pus, et ce liquide inon-
» doit au loin les muscles de la cuisse gauche ».

Tel est l'énoncé du professeur *Baudelocque :* je vais y substituer les expressions du procès-verbal rédigé par M. *Ramoux*, et que M. *Malmedyd* et moi avons signé comme présens à l'opération : c'est la seule pièce qui ait été produite et qui soit parvenue à la connoissance de M. *Baudelocque.*

« Après la section de la symphyse, que sa
» *dureté* et sa déviation rendirent très-difficile,
» il se fit spontanément un écartement qui,
» *en moins d'une minute,* fut porté jusqu'à un
» pouce $\frac{1}{2}$, parce que, d'un côté, l'action de la

» matrice, qui se contractoit vigoureusement,
» faisoit faire à la tête de l'enfant l'office d'un
» coin, et que de l'autre, par un effet de la
» difformité des extrémités inférieures, les ge-
» noux et les pieds se portant toujours en de-
» hors, tendoient à écarter les os pubis, et agis-
» soient sur le bassin de la manière qu'on auroit
» pu faire en écartant forcément les cuisses. La
» tête vint *bomber à l'écartement des pubis ;*
» le forceps fut appliqué ; les tractions furent
» faites avec lenteur et modération, et l'enfant
» fut extrait *plus facilement qu'on ne s'y at-*
» *tendoit;* nous n'entendîmes point le bruit ré-
» sultant ordinairement de la rupture des liga-
» mens..... L'enfant, qui étoit mort depuis quel-
» que temps, étoit très-flasque..... la tête peu
» volumineuse ».

On voit d'après ceci que la symphyse n'étoit point ossifiée, mais qu'elle étoit seulement plus dure (elle a été incisée avec un bistouri ordinaire), et que si l'on n'a observé qu'un pouce et demi d'écartement, c'est que cet écartement spontané a suffi pour la sortie de l'enfant, dont la tête vint bomber entre les pubis par l'effet des contractions de la matrice, et que bien loin que l'enfant n'ait été tiré qu'après *beaucoup d'accidens*, son extraction fut au contraire *plus facile qu'on ne s'y attendoit.* Il est vrai que le cinquième jour après l'opération, on s'aperçut que les urines sortoient d'entre les pubis, et que cinq semaines après, un dépôt se manifesta à la cuisse gauche. Mais poursuivons la lecture du procès verbal, et rapprochons-en les expressions de la version du professeur *Baudelocque*. Nous y voyons « que cette femme *se refusoit à » tout, cherchoit à arracher l'appareil sous » prétexte que les bandages la gênoient*, et » que, *quelles que fussent les précautions que » l'on prit, on ne put parvenir à fixer ses mou- » vemens ; qu'il en fut de même lorsqu'on lui » prescrivit le kinkina* ». Ainsi elle se refusa constamment à laisser introduire une sonde dans la vessie, à laisser pratiquer des incisions à la partie inférieure de la cuisse, où la fluctuation s'étoit d'abord manifestée, et d'où le pus ne s'échappoit que par une ouverture beaucoup trop étroite.

Cette femme, indocile et d'une constitution très-foible, succomba cinquante-six jours après l'opération. Il est vrai qu'alors les pubis étoient *encore écartés, sans apparence de réunion commençante ;* mais comment cette réunion auroit-elle pu avoir lieu, puisque la malade arrachoit les appareils au moyen desquels on cherchoit à maintenir en contact les surfaces divisées, et qu'elle se livroit à des mouvemens continuels?

Ces surfaces étoient d'ailleurs constamment baignées de l'urine qui s'échappoit par la paroi antérieure de la vessie, non pas que cette paroi *eût été détruite presqu'en entier par la gangrène*, mais parce qu'il s'y étoit, au cinquième jour, formé une ouverture *résultant sans doute de la forte contusion qu'elle avoit essuyée étant pressée entre la tête de l'enfant et le pubis.*

Les symphyses sacro-iliaques n'étoient point *remplies de pus*, car elles n'étoient point ouvertes ; *les ligamens sacro-iliaques n'étoient point déchirés.* Le tissu cellulaire environnant, ainsi que les interstices des muscles de la cuisse, en contenoient ; et comment ce pus se seroit-il écoulé ? l'ouverture qui devoit lui donner issue étoit, comme nous l'avons dit, beaucoup trop petite, et la malade refusa avec opiniâtreté de la laisser agrandir.

Ce fait est donc beaucoup moins défavorable à la section de la symphyse qu'on auroit pu le croire en s'en rapportant simplement au bulletin de la Faculté de Médecine de Paris. Je ne chercherai pas à deviner les motifs qui ont pu faire altérer les expressions et le sens de notre procès-verbal ; mais il falloit bien que je m'attachasse ici à relever quelques erreurs qui ont échappé à la plume d'un accoucheur célèbre, et qui, par cela même qu'elles avoient été avancées par un homme qui jouissoit d'une très-grande réputation, méritoient d'autant mieux d'être rectifiées.

Au reste, quoique, dans cette observation, l'enfant ait été extrait avec facilité, le bassin n'ayant que 2 pouces 1 ligne de diamètre sacro-pubien, nous pensons qu'en général la symphyséotomie ne doit point être tentée lorsque la difformité est portée à un tel degré. Si quelquefois on a pu réussir, il a fallu que la tête de l'enfant fût plus petite qu'elle ne l'est ordinairement; et dans ce cas, il est bien difficile de déterminer jusqu'à quel point le petit volume de la tête peut favoriser le succès de l'opération.

Ces circonstances particulières doivent être abandonnées au jugement du praticien; mais en général, fondé sur l'expérience et le raisonnement, on peut établir la proposition suivante :

Toutes les fois que le bassin présentera 2 pouces $\frac{1}{4}$ de diamètre antéro-postérieur au détroit supérieur, on pourra réussir à pratiquer la section de la symphyse avec succès; mais lorsque la difformité sera plus considérable, il faudra faire l'opération césarienne.

FIN.

www.ingramcontent.com/pod-product-compliance
Ingram Content Group UK Ltd.
Pitfield, Milton Keynes, MK11 3LW, UK
UKHW020444230726
13925UKWH00004B/1806